Autismo: guía para padres sobre el trastorno del espectro autista En español/ Autism: a guide for parents on autism spectrum disorde in Spanish

El siguiente Book se presenta con la finalidad de proporcionar información lo más precisa y fiable posible. A pesar de esto, la compra de este Book puede considerarse como un consentimiento de que, tanto el editor como el autor de este libro, no son de ninguna manera expertos en los temas tratados en él y que cualquier recomendación o sugerencia que se haga en el presente documento, es sólo para fines de entretenimiento. Se deben consultar a los profesionales cuando sea necesario antes de emprender cualquiera de las acciones aquí aprobadas.

Esta declaración es considerada justa y válida tanto por la Asociación Americana de Abogados como por el Comité de la Asociación de Editores y es legalmente vinculante en todos los Estados Unidos.

Además, la transmisión, duplicación o reproducción de cualquiera de los siguientes trabajos, incluyendo información específica, se considerará un acto ilegal, independientemente de si se realiza por vía electrónica o impresa. Esto se extiende a la creación de una copia secundaria o terciaria de la obra o de una copia grabada y sólo se permite con el consentimiento expreso por escrito de la Editorial. Todos los derechos adicionales están reservados.

La información de las páginas siguientes se considera, en general, como un relato veraz y preciso de los hechos y, como tal, cualquier falta de atención, uso o mal uso de la información en cuestión por parte del lector, hará que las acciones resultantes queden exclusivamente bajo su responsabilidad. No hay escenarios en los que el editor o el autor original de este trabajo puedan ser considerados, de alguna manera, responsables por cualquier dificultad o daño que les pueda ocurrir después de haber realizado la información aquí descrita.

Además, la información de las páginas siguientes está destinada únicamente a fines informativos y, por lo tanto, debe considerarse como universal. Como corresponde a su naturaleza, se presenta sin garantía de su validez prolongada o de su calidad provisional. Las marcas registradas que se mencionan se hacen sin consentimiento por escrito y de ninguna manera pueden ser consideradas como un endoso del titular de la marca registrada.

Tabla of Contenidos

Introducción

Felicitaciones por descargar Autismo: guía para padres sobre el trastorno del espectro autista y gracias por hacerlo.

Los siguientes capítulos analizarán los síntomas y características que conforman el trastorno del espectro autista y brindarán información sobre varios aspectos de la crianza de un niño con trastorno del espectro autista.

Hay muchos libros sobre este tema en el mercado, ¡así que gracias de nuevo por elegir este! Se hizo todo lo posible para garantizar que esté lleno de tanta información útil como sea posible. ¡Por favor, disfrute!

Capítulo 1: Introducción al autismo

La palabra "autismo" puede referirse a algunas cosas diferentes. Puede describir un síntoma, un trastorno y un síndrome. La idea de la concepción del autismo que tenemos actualmente se basa en un efecto social negativo. El término "aislamiento autista" proviene de la descripción de pacientes psiquiátricos que se habían mantenido socialmente aislados.

Discutamos el autismo como un trastorno. El trastorno del espectro autista (la nomenclatura más actual para el trastorno) puede considerarse un trastorno del desarrollo, caracterizado por impedimentos en la comunicación y las relaciones sociales. Es un trastorno bastante complejo. Implica retrasos y problemas en una variedad de habilidades emocionales, cognitivas, motoras y sensoriales. Los comportamientos específicos que pueden surgir del diagnóstico no son específicos del autismo, sino que provienen de un problema fundamental en la relación, la comunicación y el pensamiento. Estos comportamientos pueden ser girar, perseverar en una palabra específica sin un significado aparente, alinear juguetes u otros comportamientos.

Las características de comportamiento implican patrones de comportamiento repetitivos y restrictivos, con el inicio de estos patrones antes de los tres años. Por lo tanto, las combinaciones tanto del deterioro en el funcionamiento relacional junto con patrones de comportamiento repetitivos, restrictivos o estereotipados constituyen el "qué" del trastorno del espectro autista.

Este trastorno ha atraído cada vez más atención durante los últimos veinte años. La atención se ha manifestado en libros, publicaciones de investigación, blogs y otras formas de medios. A medida que aumenta la conciencia del trastorno, también lo hace la investigación. Las primeras menciones sobre el autismo llegaron en la década de 1960, pero para la mayoría de los estándares, el autismo es una condición relativamente nueva e incomprendida. Es un trastorno moderno y se conoce a través de la lente cultural y tecnológica actual en la que vivimos. Se ha dado a conocer como resultado del desarrollo atípico y también parece tener algunas causas ambientales.

El autismo ha sido tratado de varias maneras; Se ha tratado como un trastorno psicológico, neurológico, conductual y genético. Leo Kanner, un psicólogo conocido por escribir sobre el autismo, se inclinó hacia una interpretación orgánica. Teorizó que fue causado por diferencias inherentes en el cerebro de los niños. Sin embargo, su escritura deja la categoría finalmente abierta a la interpretación.

La causa del trastorno del espectro autista aún se desconoce. Parte de la investigación respalda la idea de que el TEA pueden provenir de influencias genéticas. Los gemelos idénticos tienen más probabilidades de tener el trastorno que los gemelos fraternos. Hay otros factores que también han demostrado tener influencia. Estos incluyen los factores inmunológicos, metabólicos y ambientales en la vida de un niño. No se ha demostrado definitivamente que una sola causa produzca el trastorno. Una forma útil de pensar sobre la causa subyacente del autismo es pensarlo en términos de riesgo acumulativo. Esto ayuda a reconocer que muchos factores interactúan para causar el trastorno. Los factores relacionados con la experiencia prenatal pueden hacer que un niño sea vulnerable a los desafíos desde el principio, incluido el estrés y la enfermedad.

Esta es una nueva forma de pensar sobre la causalidad que reconoce que existe cierta influencia genética, pero que ve la aparición gradual de problemas con el tiempo y reconoce que puede haber una vía de desarrollo para el niño.

El autismo y el TEA presentan una gran variedad de problemas, y con ellos, una variedad de severidad. La mayoría de las veces, estas condiciones causarán dificultades para relacionarse, comunicarse y pensar. Son problemas de desarrollo muy complicados. Los problemas pueden aparecer de manera diferente y en diferentes combinaciones. Por ejemplo, los niños con lo que solía llamarse síndrome de Asperger a menudo tienen grandes vocabularios y pueden ser lectores tempranos. Sin embargo, tienen problemas para usar las palabras de manera significativa. Pueden tener problemas para usarlos con relevancia emocional. Pueden repetir palabras una y otra vez o entender solo la definición más estricta de la palabra.

Otra variación que surge son los problemas de planificación motora. Algunos niños tienen problemas para mover la lengua y los músculos de la boca para ayudarlos a hablar. Pueden parecer tener discapacidades cognitivas cuando simplemente tienen problemas con las limitaciones físicas de sus habilidades morales-motoras.

Hay algunos problemas básicos que tienden a caracterizar el autismo y el TEA. Uno implica intimidad y calidez. Si un niño tiene un problema en esta área, es posible que le resulte difícil buscar adultos con los que se sienta realmente cómodo. Otro es la comunicación. Si el niño no participa en un flujo constante de señalización emocional con sonrisas, ceños fruncidos, movimientos de cabeza y otros gestos físicos, puede estar teniendo problemas en esta área. El tercero es el lenguaje y el uso del lenguaje. Si un niño tiene problemas en esta área, las palabras o símbolos pueden carecer de inversión emocional o deseo.

Capítulo 2: ¿Comprender el autismo infantil?

Para entender a un niño con TEA, un padre debe esforzarse por participar. El compromiso puede ser pequeño, un gesto físico o hábito táctil, o un intercambio verbal. Al participar, el padre podrá intentar entrar en el mundo del niño. Una vez que el padre ha entrado en el mundo del niño, pueden ayudarlo a entrar en un mundo compartido con otros. En los déficits centrales del autismo se encuentran la dificultad con la atención y el compromiso, esto puede convertirse en el primer objetivo para los padres, educadores y otros profesionales que trabajan con niños con TEA.

Los padres son la constante en la vida de los niños con TEA. Son las personas que estarán con ellos a medida que crezcan en las etapas de desarrollo. Verán a sus hijos enfrentar desafíos, alcanzar el éxito y luchar con la navegación de la vida tal como lo hacemos todos nosotros. Del mismo modo, la presencia de un trastorno del espectro autista también es una constante en la vida de los padres y la familia. El misterio del autismo puede ser un desafío para las familias que entran en contacto con niños que lo tienen. Las familias de niños con TEA necesitarán conocer bien a sus hijos. También se verán obligados a comunicarse sobre el trastorno con otros padres y miembros de la comunidad.

En primer lugar, los padres deben reconocer y celebrar la individualidad y singularidad de un niño, en lugar de centrarse en los síntomas del niño y las dificultades que el TEA puede proporcionar. La individualidad y singularidad de lo que es más gratificante, para todos los que trabajan con el niño. Es importante que los profesionales escuchen a los padres hablar sobre los rasgos positivos de sus hijos.

Cuando los síntomas de ASD comienzan a surgir alrededor de los 2 y 3 años, los padres pueden sentir que las cosas están un poco "apagadas". Puede haber una falta de sonrisa o llanto o una falta de desarrollo problemático en la comunicación. Los casos más graves de TEA se notarán más temprano. El marcador temprano de esto suele ser un problema con el habla o la comunicación. Esto puede hacer que los padres se sientan frustrados porque no pueden compartir la comunicación con sus hijos. A veces, los primeros signos pueden incluir un comportamiento inusual con juguetes o personas. Es posible que el niño no pueda participar en el juego usando juguetes como un niño típicamente mundial. Pueden tener hábitos de caminar o enfocarse en cierto aspecto del mundo.

En otros casos, los padres pueden no notar síntomas hasta que el niño tenga que estar en un ambiente con otros niños. Algunos padres recuerdan haber visto a sus hijos con ASD muy infelices e incómodos al comenzar la escuela.

Los padres también notarán sensibilidades a los estímulos sensoriales, el tacto y los alimentos. Al principio, estos pueden verse como peculiaridades del niño, pero eventualmente contribuirán a problemas en el desarrollo del niño.

Los padres miran hacia el futuro con esperanza cuando nace un niño. Tienen el deseo de proteger, cuidar y amar a sus hijos para que puedan llegar a la edad adulta y tener una buena vida. Algunos padres se sentirán muy amenazados cuando se presente el TEA. Pueden sentir que han fallado en su riesgo de protección, la capacidad del niño para tener éxito se ve comprometida y la relación padre-hijo debe ser redefinida. Tiene sentido que un padre pueda sentir miedo y ansiedad al enfrentar el posible diagnóstico de autismo o de TEA. Las primeras etapas del diagnóstico pueden ser un momento de gran lucha para los padres; pueden experimentar una sensación de dislocación. Antes del diagnóstico, tenían un conjunto de ideas, esperanzas y objetivos para el niño. Después del diagnóstico, tienen que ajustar sus expectativas y orientación al nivel actual de realidad. Pueden sentirse aislados de amigos y familiares que no han tenido la experiencia de tratar con ASD como lo han hecho. Otros miembros de la familia extendida pueden resistirse a aceptar la situación e incluso pueden culpar a los padres.

Una forma de conciliar este momento difícil es reconocer que el autismo y los TEA son un misterio y que los misterios sin resolver son difíciles de tratar. Los padres pueden necesitar abordar un sentimiento de impotencia y darse cuenta de que no están solos en su confusión. Los padres que puedan hacer esto podrán comenzar el proceso de afrontamiento activo y redefinir sus metas para el niño.

Para reajustar sus metas para su hijo y comenzar a ayudarlo en su viaje de desarrollo, un padre debe identificar y reconocer las fortalezas y debilidades del niño. Los niños con TEA a menudo pueden tener una capacidad excepcional en un área aislada y tener dificultades en otros aspectos del funcionamiento. Aquí hay un ejemplo de un niño con TEA que tiene un equilibrio impredecible de fortalezas y debilidades: Alison, una niña de cuatro años, tenía un habla muy limitada en su evaluación inicial y solo podía aproximar la palabra "camión de bomberos" diciendo "ee -awk ".

Este mismo niña había estado deletreando "camión de bomberos" con letras magnéticas en el refrigerador desde la edad de 2 años. Comprender las fortalezas y debilidades de sus hijos puede ser un desafío porque los niños con TEA no responden a las situaciones de prueba de una manera que usted pensaría. No prestan atención a lo que están allí para hacer, ni hablan con el facilitador de la prueba, prefieren usar sus papeles y lápices de manera improbable o inquietos en su silla. Conocer a un niño con TEA es un arte.

A medida que el niño alcanza la edad de diferenciación, comenzando a comprender la diferencia entre uno mismo y los demás, comenzará a aprender a integrar un sentido de sí mismo. Un yo integrado es capaz de interactuar con el sentido integrado de otro. Los niños a esta edad usan patrones para ver cómo funcionan los mundos del mundo. Al girar el pomo de la puerta se abre la puerta. Golpear este objeto hace un ruido fuerte. Los niños comienzan a ver el mundo en patrones y aumentan su comprensión de cómo funciona. Esto lleva a las expectativas del mundo y al dominio de las tareas y la parte física. Comenzarán a distinguir la aprobación aparte de la desaprobación y la aceptación del rechazo. Comenzarán a utilizar su conciencia para responder de manera diferente.

Los niños con TEA pueden tener dificultades para hacer inferencias, empatizar con los demás y lidiar con las emociones de otras personas. Los padres deben sentir empatía por sus hijos en este momento y reconocer que su falta de señal emocional no significa falta de amor.

Capítulo 3: Diagnóstico de la condición

El diagnóstico dl TEA puede ser difícil. No existe un examen médico, como un análisis de sangre, para buscar la presencia del TEA. Los médicos requerirán la observación del comportamiento, la interacción y el desarrollo del niño para hacer un diagnóstico firme. A veces, el diagnóstico puede venir alrededor de los 18 meses o incluso antes. Para cuando el niño tenga 2 años, sin embargo, un diagnóstico realizado por un profesional confiable puede considerarse confiable. Muchas circunstancias conducen a que un niño no reciba un diagnóstico de TEA hasta que sea mucho mayor de 2 o 3 años. Esto podría llevar a la falta de la ayuda crucial para el desarrollo temprano que el niño necesita.

El primer paso en el proceso de diagnóstico de TEA es una evaluación del desarrollo. Esto consiste en una breve prueba en torno a las habilidades de aprendizaje, para detectar retrasos en la educación o el desarrollo cognitivo. Durante esta prueba, el profesional que administra la prueba puede hacer preguntas a los padres sobre su experiencia de vida con el niño. Pueden interactuar o incluso jugar con el niño para observar su físico, afecto y comunicación. En general, los niños deben someterse a exámenes de detección de demoras en las áreas mencionadas a las edades de 9 meses, 18 meses y 24 meses. Por lo general, una evaluación adicional está bien y podría ser necesaria si el niño ha experimentado condiciones que conducen a un mayor riesgo de problemas de desarrollo.

El siguiente paso en el diagnóstico de TEA sería una evaluación más integral del desarrollo y el comportamiento del niño. Esto también puede incluir una entrevista más larga con los padres. Se inspeccionará la vista y la audición del niño y se pueden realizar otras pruebas genéticas o neurológicas. En algunos casos, el médico de atención primaria elegirá referir a la familia a un especialista.

Algunos títulos de especialistas incluyen pediatra del desarrollo, neurólogos infantiles y psicólogos infantiles.

En este desarrollo integral, el profesional que brinda atención buscará numerosos aspectos de los signos observables de ASD y buscará caracterizar la condición idiosincrásica de ese niño en particular. Identificarán los problemas de comunicación, comportamiento o habilidades sociales con los que el niño pueda estar lidiando específicamente. También pueden ser responsables de evaluar el nivel de estrés del padre y determinar qué necesita el padre para criar a su hijo de manera productiva y saludable.

Se han realizado múltiples estudios que analizaron la fiabilidad de la información proporcionada por los padres sobre el desarrollo de sus hijos. La investigación ha indicado que los padres son bastante buenos para describir a sus hijos y que incorporarlos en el proceso de diagnóstico puede ayudar a la comunicación entre la familia, aumentar la conciencia del médico y proporcionar una imagen más clara de los problemas.

El proceso de diagnóstico puede proporcionar a padres e hijos una idea de lo que vendrá. Una vez que tienen una idea de lo que viene para su hijo, pueden comenzar a impulsar su desarrollo, construir una relación más estrecha y monitorear el proceso de desarrollo de su hijo.

Capítulo 4: El patrón sensorial, de interacción social y de pensamiento

Todos somos únicos en la forma en que experimentan el mundo a través de sus sentidos. Al prestar atención a las diferencias únicas en los niños con TEA, podemos ayudarlos a ser más flexibles y desarrollarse más plenamente.

La forma en que las personas con TEA experimentan el mundo a través de sus sentidos se ve afectada por todos los factores discutidos anteriormente que se consideran parte de la causa de los TEA. Estos incluyen factores genéticos, prenatales y postnatales. Estas influencias tienden a expresarse en la forma en que los niños reaccionan a las sensaciones, organizan el movimiento y procesan y comprenden lo que oyen y ven. Trabajar con niños con TEA requiere que recordemos tener en cuenta sus "biologías únicas".

Todos los niños nacen con sistemas sensoriales y motores, pero estos sistemas deben trabajar juntos y coordinarse de la manera correcta. Lo que ayuda a esos patrones sensoriales y motores a conectarse a un nivel superior es la emoción. Las sensaciones de un niño se conectan a sus acciones a través de sus emociones. Por ejemplo, cuando un bebé se da vuelta para mirar a su madre, lo hace en parte porque la voz de la madre es una sensación placentera.

Sin embargo, si el bebé es hipersensible al sonido, el volumen normal de una voz puede ser molesto. Puede ver cómo esto podría causar dificultades para coordinar los sentidos y los patrones motores. Causará que el niño tenga problemas para conectarse con la madre. La sobreestimulación puede provocar pánico por parte del niño. Del mismo modo, si la niña no puede escuchar a su madre o su padre llamándola, es posible que tenga dificultades para mirar a sus padres, que se habrían guiado por el sonido de la voz. Puede mirar hacia otra dirección y experimentar una falta de intercambio de sonrisas y aprender a no buscar conexiones cálidas.

El procesamiento auditivo es cómo escuchamos la información y cómo comprendemos lo que escuchamos. Existe un sistema de codificación que nos ayuda a discriminar entre diferentes sonidos, como el tono alto o bajo, y a dar sentido a los sonidos relacionados con las palabras y el lenguaje. El lenguaje requiere procesamiento auditivo y expresar pensamientos y respuestas a los demás. Muchas veces, los niños con TEA tienen problemas en el área del lenguaje expresivo. A veces no pueden entender la información que están recibiendo. A veces no pueden expresar lo que sucede en sus cabezas. Algunos tendrán dificultades con ambos.

Los problemas con el procesamiento auditivo pueden conducir a problemas en otras áreas. Un ejemplo sería un niño con TEA que tiene comportamientos agresivos en el aula. Al principio, parece que el problema es que el niño es intencionalmente agresivo sin ninguna razón. Sin embargo, si los cuidadores o profesionales que trabajan con el niño miran un poco más de cerca, pueden darse cuenta de que el niño tiene dificultades para escuchar las instrucciones y luego se frustran con el desafío de adaptarse. Esta frustración puede conducir a comportamientos agresivos, ya que el niño expresa su ira por su situación. A veces, el dibujo puede ayudar a un niño a expresar su pensamiento de manera compleja sin tener que navegar por las dificultades del lenguaje.

Otra área, que puede causar problemas, es la planificación y secuenciación motriz. Esto se refiere a cómo actuamos sobre nuestras ideas y pensamientos, generalmente en respuesta a algo más. Este es todo el proceso para los bebés pequeños. Primero, registran el sonido y deben encontrarlo interesante. Luego tienen que encontrar la capacidad física para mover sus músculos (con lo que no tienen mucha práctica) para poder girar el cuello o el cuerpo hacia el sonido. Finalmente, tienen que activar la fuerza para girar su cuerpo, coordinando movimientos musculares para que funcionen según lo deseado. Buscan a la persona cuya voz han escuchado e intentan localizar la cara de donde proviene. Hay muchas tareas más complejas que el bebé tendrá que aprender en los próximos meses.

Después de la infancia, el niño debe aprender a tener un movimiento intencionado, seguido de una conciencia de los límites del cuerpo de sí mismo y de los demás. Aprenderán a ver cómo su cuerpo afecta a los demás en el espacio y el tiempo, y cómo usar el cuerpo para coordinar sus acciones motoras. A veces, un niño con TEA alcanzará la mano de su madre para hacer algo, en lugar de usar su propia mano.

Pueden carecer de la conciencia de que pueden sostener y convertir algo. Habían aprendido que las manos de sus padres podían hacerlo mejor y no desarrollaron las habilidades necesarias para usar sus propias manos. Se necesita mucho trabajo para compensar esta deficiencia del desarrollo. Cosas como la música o los juegos que involucran al niño en actividades físicas como aplaudir pueden alentarlo a usar sus manos en el espacio y el tiempo. Podemos alentarlos a levantar la parte superior de un contenedor para obtener algo o tirar de las cuerdas de un arco para abrir un paquete.

El área de visión y el razonamiento lógico es otra área a considerar. Los niños a menudo tratarán de usar juguetes como si fueran reales, por ejemplo, tratando de ponerse ropa de muñecas o viajar en un automóvil de juguete. Estos experimentos no deben desanimarse; Es probando cosas que todos aprendemos. A veces, los niños deben intentar usar los juguetes de manera ilógica para pasar a la fase de poder usarlos como juguetes simbólicos.

Tareas simples como ayudar a poner una mesa pueden ayudar a un niño a usar su razonamiento visual-lógico y comprender por qué las cosas son como son.

Los niños en esta etapa comenzarán a dibujar algunas de las cosas que realmente ven, ya que entienden el nivel de constancia de los objetos y comprenden que los objetos existen.

Los niños con TEA deben aprender a modular su respuesta a los estímulos sensoriales. Cuando se sienten abrumados, puede sentir que la luz es extremadamente brillante, o que una voz es un chillido fuerte. Algunos niños con TEA no reaccionan a los estímulos. Es posible que apenas reconozcan que usted está allí por qué le está hablando o apenas notan un toque. Esto puede hacer que los niños se retiren y se aíslen porque no sienten ninguna conexión.

Por lo tanto, la capacidad de modular o regular la información sensorial es una tarea muy difícil e importante para los niños con TEA. Es posible que necesiten aprender a amplificar los estímulos necesarios y aprender habilidades de afrontamiento para reducir sus reacciones a algunos estímulos.

Aprender a contar con la interacción social típica será un área de dificultad para la mayoría de los niños con TEA. La comunicación es muy importante para cualquier persona que esté en contacto con niños con TEA. Una vez que un niño aprende a prestar atención a un cuidador y se calma y regula, es muy importante que el niño aprenda a comunicarse de manera significativa. Comienza en el nivel preverbal, con gestos o asentimientos, o sonrisas o gorgoteos. Estos proporcionan la base para lo que se convertirán en palabras. La comunicación se vuelve exponencialmente más rápida durante el desarrollo temprano del niño.

Los niños necesitarán aprender habilidades verbales para construir en el nivel preverbal. Primero, deberán dominar los gestos. Los niños que no desarrollan gestos para desarrollar el lenguaje tendrán problemas para responder a la señal social y no sabrán qué hacer y cuándo hacerlo. La capacidad de usar el lenguaje también tiene un impacto en la cognición y la inteligencia. El principio fundamental de causalidad se aprende cuando un niño aprende que puede obtener una sonrisa de su madre sonriendo, arrullando o haciendo pequeños gestos. Si no se proporciona una comunicación equitativa, el niño puede aprender la causalidad de una manera demasiado limitada.

Las habilidades cognitivas tienden a surgir del lenguaje y también son extensiones de la comunicación preverbal.

Muchos niños con TEA tendrán dificultades para participar en la comunicación mutua. Para saber por dónde empezar y cómo relacionarse con el niño, un profesional a menudo intentará observar al niño interactuando con otros para ver si el niño comparte su mundo o se queda en él. Miran para ver si pueden mostrarle al cuidador, incluso si no pueden decir lo que quieren. Intentarán saber si el niño puede usar gestos como una forma de explorar la comunicación.

El niño debe aprender a ser un comunicador bidireccional. A menudo, el adulto debe mejorar sus habilidades de comunicación. A veces un padre tiene espacio para mejorar en sus gestos físicos o lenguaje.

Analicemos algunas de las formas en que los padres, cuidadores y profesionales pueden fomentar la comunicación. En primer lugar, es importante seguir el ejemplo del niño cuando sea posible. Sintonizarse con los intereses, emociones y objetivos del niño es importante para que el niño tenga un sentido de propósito. Lograr que el niño ejerza su iniciativa y liderazgo puede ser muy terapéutico. El cuidador puede asumir el papel de ayudante y ayudar al niño a elegir sus propias acciones y caminos.

Digamos que el niño está bailando por la habitación. Una forma en que el cuidador puede llegar hasta donde el niño está, es bailando con él. Extiende una mano, mire si asiente, y ahora es un baile de dos vías. Por otro ejemplo, imagine a un niño que juega continuamente con sus propios dedos de una manera obsesiva y autoestimulante. Esto nos da un poco de información sobre su mundo. Un cuidador puede usar el tacto para estimular los dedos del niño para iniciar la comunicación. El niño se centra en el contacto físico, por lo que se convierte en el punto de entrada para ayudarlo a comunicarse. Otra forma de crear comunicación con el niño es ser "juguetonamente obstructivo". SI el niño está jugando con un carro de juguete, el cuidador podría convertirse en el policía que se interpone en el camino del carro del niño. Esto le brindará al niño la oportunidad de interactuar y de jugar una situación en la que haya algún contenido emocional.

Hay varias formas de mantener una comunicación bidireccional que involucra juegos. Los juegos de peek-a-boo, el escondite, las actividades musicales y las actividades artísticas son algunos ejemplos. Estos pueden crear un entorno seguro y estructurado para la comunicación, de modo que el niño se sienta cómodo para hacerlo.

El desarrollo cognitivo y los patrones de pensamiento de los niños con TEA son altamente idiosincrásicos, y la singularidad de cada niño debe considerarse cuidadosamente. A veces, los niños con TEA se enfrentan a una tasa baja. No se espera que avancen mucho más allá de los conceptos básicos de participación y comunicación. Sin embargo, los niños con TEA pueden progresar bien en todas las etapas de desarrollo. Una vez que los niños separan la realidad de la fantasía a una edad temprana, pueden progresar al pensamiento multicausal. Esta es la capacidad de concebir eventos como teniendo múltiples razones. Hace calor afuera porque el sol está en el cielo y porque es verano. Alrededor de esta etapa de desarrollo, los niños comienzan a dar más de una razón para los eventos, y sus habilidades cognitivas aumentan de la misma manera. Otro concepto relacionado con esta habilidad es el pensamiento triangular. Esto demuestra la capacidad de comprender una relación tripartita por tres entidades separadas.

En algunas etapas de la historia, los niños con TEA fueron considerados incapaces de alcanzar niveles más altos de pensamiento abstracto y reflexivo. Ahora sabemos que puede ayudar a los niños con TEA a alcanzar hitos increíbles y dominarlos con profundidad y sutileza. Uno de los factores importantes para aprender y dominar las capacidades de pensamiento es la forma en que interactúan en el hogar y en la escuela y la terapia. Es tarea de los maestros y los padres ser firmes y persistentes, pero también evitar caer en el hábito de decir "eso es malo" todo el tiempo y engendrar un pensamiento de todo o nada. El pensamiento abstracto será un logro difícil para todos los niños. Los niños con ADS necesitarán atención para lograrlo.

Capítulo 5: Cómo llamar la atención de un niño con autismo

Los padres tienen la capacidad de controlar a sus hijos, por lo que tienden a tener un conocimiento íntimo del desarrollo del niño. Con este conocimiento, pueden detectar los signos temprano y poder responder adecuadamente.

La primera etapa es facilitar la atención y la regulación compartidas. Para esto, los padres deberán observar el estilo único de escuchar, ver, tocar, oler y moverse del bebé. Escuche para ver a qué tipo de sonidos se responde. Pueden ser tonos altos o tonos bajos. Puede probar ritmos más lentos y ritmos más rápidos. Vea qué tipo de toque disfruta el niño para acomodarse y sentirse cómodo.

Aquí hay una estrategia para navegar en esta etapa: el juego "mira y escucha". El padre está cara a cara con el bebé e intenta hablar con él sobre sus ojos marrones, cabello y nariz pequeña. Al hacer esto, el padre debe tratar de mantener su cara animada y moverla hacia la derecha y hacia la izquierda, tratando de capturar la atención del bebé durante unos segundos. Este juego se puede jugar mientras se sostiene al bebé o se puede sentar al bebé. Otro es el juego "calmarme". Esto implica mecerse con el bebé cuando está inquieto o cansado. Toque suavemente la cabeza, los brazos, etc. del bebé, y mueva suavemente los dedos de los pies y las manos en un juego tipo "cerdito". Mover los brazos, piernas, dedos de las manos y de los pies del niño ayuda con la integración sensorial.

La siguiente etapa es facilitar el compromiso y la relación. Para ayudar en esta etapa, los padres deben tratar de ver qué tipo de interacciones le dan placer al niño. Los juegos de escondite que tienden a deleitar a la mayoría de los bebés y los juegos de aplausos rítmicos pueden ayudar a integrar las tareas de procesamiento auditivo. Trate de ver cuándo el niño tiene un momento mágico. Esto puede suceder cuando están alertas pero relajados, disponibles e interactuando. Siga los intereses del niño, incluso si son solo ruidos tontos. En lugar de competir por la atención con un juguete, conviértete en parte del juego. Una actividad que puede ser útil con esto es un simple juego sonriente. Use palabras y caras para atraer al bebé a usar sus expresiones faciales. Otro es un juego de movimiento de baile. Aquí es donde intentas inspirar al bebé para que haga sonidos y se mueva al ritmo de la voz. Podrías decir: "¡Baila conmigo! ¡Apuesto que puedes!"

La siguiente etapa es facilitar interacciones emocionales decididas. Esto implica muchas expresiones faciales animadas por parte del cuidador. Los sonidos y los gestos serán parte de esto, así como las palabras y los dramas. Se nota que el niño está alerta y disfruta del intercambio con ese brillo en los ojos. En esta etapa, puede ser beneficioso tratar todo el comportamiento del niño, incluso si es aleatorio, como intencionado. Si ella agita las manos con entusiasmo, lo usas como base para un movimiento de baile interactivo. Si su juego parece no tener sentido mientras empuja un automóvil hacia adelante y hacia atrás, puede anunciar que hay una carta de entrega especial que envía un pajarito para llevarlo en el automóvil directamente a un lugar que el niño conoce.

Puede ayudar a su hijo a hacer esto haciendo que sus objetivos sean más fáciles de alcanzar. Puedes mover un juguete más cerca de él después de que él señale con el dedo. Luego, puede alentar la asertividad del niño desafiándolo a que haga esto, como acostar al oso de peluche por la noche. Aquí hay un ejemplo de una actividad que puede usar aquí: mire para ver la expresión facial del niño y refleje estos sonidos y expresiones faciales de regreso al niño de una manera lúdica.

Si puede evocar una respuesta, ha creado una línea de desarrollo muy útil con un ciclo de retroalimentación. También puedes probar un juego de círculo de comunicación. Intente ver cuántas interacciones de ida y vuelta puede mantener cada vez que el bebé realiza un objetivo físico predeterminado, como acariciar su cabeza. Vea cuántas veces intentarán abrir su mano cuando haya escondido algo interesante en su interior. Hay un círculo de comunicación cada vez que va y viene en cualquiera de estas interacciones.

La siguiente etapa para llamar la atención de su hijo y facilitar la interacción es la resolución compartida de problemas. Esto ayudará a que el niño resuelva problemas en grupos de otras personas. Cree problemas de simulación en el juego para que el niño tenga la oportunidad de jugar con los problemas. Podrías anunciar, "¡este auto no se moverá! ¿Qué vamos a hacer? "Esto creará una barrera de juego para el niño con objetivos de juego. Puede trabajar hasta un flujo continuo de comunicación. Es útil tener una expresión facial muy brillante y mostrar sus sentimientos a través de su voz y expresión para ayudar al niño a aclarar sus intenciones. Esto aumentará la capacidad del niño para planificar movimientos, usar el cuerpo y usar los sentidos y las habilidades de iniciativa en diferentes circunstancias.

Crear ideas es lo que viene después de la interacción emocional. Aquí es donde se desafía al niño a expresar sus necesidades, deseos e intereses. El cuidador debe crear situaciones en las que el niño quiera expresar sus sentimientos o intenciones. Pueden usar ideas tanto para situaciones de juego imaginativas como para interacciones cotidianas de conversación. Es útil combinar palabras e ideas con efecto en esta etapa. Se debe alentar al niño a usar todo tipo de ideas, emociones o temas. El niño necesita explorar estas áreas para crear sus propias ideas. Los padres pueden ayudar al niño a desarrollar habilidades de conversación charlando. Si el niño es verbal, vea cuántos círculos de comunicación puede tener usando palabras, frases u oraciones cortas. Puede convertir incluso una respuesta de una palabra en un chat largo. Involucre la capacidad del niño para fingir iniciando el juego. Puede introducir drama o nuevos giros en la trama en el juego infantil. Desafíelos a jugar de diferentes maneras y cambie de personaje. Si puede asumir el papel del narrador, esto puede ayudarlo a resumir las acciones del niño y alentarlo a seguir adelante en la historia.

La siguiente etapa es facilitar el pensamiento lógico. Esto implicará el uso de todas las etapas anteriores; requerirá que el niño cierre los círculos de comunicación, usando ideas, tanto en el juego como en las interacciones cotidianas. Tendrán que vincular ideas y subtramas. Construyen puentes entre ideas de esta manera. Retroceda en el camino si se confunden o se fragmentan, y desafíelos a que apunten en su pensamiento. Las preguntas abiertas son importantes en este escenario. Algunas posibilidades tienen que ver con el aquí y ahora: "¿Qué sientes ahora? ¿De qué estamos hablando?"

Capítulo 6: Cómo ayudar a mejorar su comportamiento obsesivo

Al intentar ayudar a mejorar o modificar el comportamiento obsesivo de un niño, los padres deberían comenzar por aprovechar el conocimiento existente que ya tienen. Los padres a menudo son muy sensibles al comportamiento y las necesidades de sus hijos, pero a veces no son conscientes del amplio conocimiento que tienen.

Una forma en que los padres se adaptan para hacer frente a situaciones problemáticas es cambiando las rutinas. Por ejemplo, algunos padres encuentran que darle al niño su juguete favorito por la noche; llorarán menos durante esa etapa inicial de acostarse. Otros descubrieron que su hijo comería jamón y pan por separado, pero no como un emparedado. Otros notan que cuando su hijo está haciendo los cálculos tienen problemas para alinear los números, pero aún así obtienen las respuestas correctas. Los padres le compraron papel cuadriculado con líneas para que pueda alinear sus números y presentarlos muy bien.

Los padres pueden encontrar soluciones como estas cuando toman en consideración la raíz de los comportamientos que están viendo. A menudo, estos comportamientos son obsesivos o perseverantes, lo que significa que el niño regresa una y otra vez para representar el mismo comportamiento. Aunque los padres encuentran soluciones a estas situaciones, a veces no tienen una visión más amplia de las soluciones o la raíz del problema. Al desarrollar un vocabulario para identificar y describir el comportamiento obsesivo, los padres pueden entender mejor cómo lidiar con los comportamientos y ayudar al niño a adaptarse.

A veces, los comportamientos obsesivos son indicación de una mayor agitación o estrés. El niño puede estar frotándose las orejas, retorciéndose el cabello o juntando las manos. Estos pueden ser signos de crisis inminente. Los padres deben tener cuidado de no reaccionar exageradamente a estos signos porque ya han aprendido a predecir qué significan los tipos de signos.

Los padres suelen estar bastante bien informados sobre las preferencias de sus hijos. Deben respetar estas preferencias tanto como sea posible, ya que esto disminuirá la necesidad de un comportamiento obsesivo por parte del niño. Las recompensas efectivas para niños con TEA son muy individualizadas. Lo que funciona para un niño no funcionará para muchos otros. Los padres deben trabajar para aplicar su conocimiento del niño para crear recompensas y entornos que sean estimulantes y gratificantes para el niño. Los padres también deben esforzarse por no caer en la culpa y la duda y deben confiar en sus habilidades para tomar decisiones.

Muchas veces, los niños con TEA tienen un comportamiento desafiante porque necesitan o quieren algo que no pueden obtener. Otras veces están tratando de evitar hacer algo que no quieren hacer. Esto demuestra que los comportamientos obsesivos a menudo son intentos de comunicación de niños con TEA. Es raro que los niños, incluso los niños con autismo severo, se porten mal solo para poner a prueba la paciencia de los demás. Es más probable que los niños estén usando estrategias que han encontrado a través de la experiencia para ayudarlos a enfrentar los problemas.

El problema puede parecer trivial a nivel externo. Por ejemplo, el niño puede querer ver su película favorita por cuarta vez ese día, o puede que quiera evitar lavarse los dientes y tener una crisis leve. Estos deseos menores pueden transformarse en grandes interrupciones. Los padres querrán anticipar las necesidades de los niños, brindándoles formas alternativas de comunicar sus necesidades y recompensando a los niños por usar estos enfoques más positivos. Esto ayudará a reducir el comportamiento difícil. La mayoría de los padres usan estas estrategias y ni siquiera lo saben.

Al analizar el comportamiento, hay un sistema de cuatro pasos que se pueden aplicar para observar objetivamente lo que está sucediendo. El primero es identificar las situaciones en las que ocurre el comportamiento obsesivo. El segundo es reconocer las razones del comportamiento desafiante. El tercero es encontrar alternativas positivas al comportamiento obsesivo. Finalmente, los padres deben premiar el comportamiento positivo. Los padres pueden usar estos pasos para resolver problemas a medida que surjan. Esto se prestará a interacciones familiares más positivas.

Algunas situaciones comunes en las que los comportamientos obsesivos causan interrupciones son las actividades rutinarias diarias como vestirse, bañarse, etc., actividades agradables, multitudes de personas, extraños, demasiadas instrucciones a la vez, demasiadas demandas, falta de estimulación o sobreestimulación. Saber esto puede ayudar a los padres a determinar los antecedentes o causas de los comportamientos. Esta es una habilidad importante para impresiones. Deben aprender a describir lo que sucede justo antes del problema. A veces, evitar la situación es la mejor opción. Obviamente, esto no siempre es práctico, por lo que hay muchas situaciones en las que son necesarias las adaptaciones. Cuando hay una situación que no se puede evitar, los padres deben anticipar esa situación y prepararse para ella.

La preparación puede verse diferente dependiendo de la situación. A veces implica distraer a un niño. Si hay algunas flores bonitas y brillantes, puede intentar dirigir la atención del niño hacia ellas por un tiempo. A veces, solo decirle al niño que algo inesperado va a suceder y ofrecerle algunos consejos sobre qué hacer puede ayudarlo a manejar la situación, especialmente para los niños mayores. Estos pueden manifestarse como pequeños recordatorios, como recordarle al niño que traiga su chaqueta cuando hace frío afuera.

Cosas como la auto-higiene y asistir a la escuela y la terapia son situaciones que no se pueden evitar. El niño debe soportar algunas situaciones. El bienestar general de la familia mejora si el niño con TEA duerme toda la noche, come, se baña y se siente generalmente bien. Esto requiere que el niño realice la acción activa que se requiere para que todas estas cosas sucedan.

Recuerde, los niños con TEA generalmente no pueden articular sus necesidades y no aprenden de la manera convencional. Tienden a experimentar sus deseos y necesidades como intensos e inmediatos. Un retraso en el tiempo puede parecer intolerable. Los padres deben trabajar para romper este ciclo. Por lo general, pueden identificar lo que el niño quiere. Este es el primer paso para resolver el problema del comportamiento obsesivo. Esto nos da una tarea específica: encontrar una alternativa adaptada que sirva para la misma función. Los niños con TEA no tienen la intención de ser desagradables. Simplemente saben que están molestos porque necesitan algo que no están obteniendo. A menudo, el comportamiento obsesivo surge porque el niño simplemente quiere atención. En este caso, puede ser necesario modular la atención y usar la atención como recompensa por ciertos comportamientos.

Ignorar generalmente no es efectivo y puede ser dañino. Ignorar la necesidad no hará que desaparezca. Ignorar a los niños con TEA no hace nada para enseñarles sobre formas adaptadas de satisfacer sus necesidades. La enseñanza proactiva de tales alternativas es la forma de reducir o eliminar los comportamientos obsesivos.

Capítulo 7: Cómo enseñar a su hijo autista

Una vez que los padres han aprendido cómo predecir los antecedentes de los comportamientos obsesivos, pueden comenzar a enseñarle al niño una alternativa adaptativa práctica y positiva al comportamiento obsesivo. Deben tener cuidado de no asumirlo todo de una vez; por lo general, deben enfocarse en una situación específica para enseñar habilidades alternativas sobre esas situaciones. Una vez que los padres han identificado la meta de enseñanza, deben tener cuidado de no permitir que el comportamiento desafiante sea efectivo en esa situación. Esto puede ser un desafío para muchos padres porque todos los padres quieren ayudar a sus hijos a ser felices.

Sin embargo, si el niño aprende que tener un berrinche les dará lo que quieren, el proceso de aprendizaje se detendrá y su desarrollo se verá obstaculizado. Otra parte difícil de este problema es que enseñar al niño las conductas alternativas no funciona en el momento de la conducta. El aprendizaje útil no tiene lugar cuando las personas están molestas. En cambio, los padres deben buscar organizar situaciones en las que es probable que ocurra el comportamiento obsesivo y luego intervenir para enseñar la habilidad alternativa antes de que el niño llegue demasiado, a un estado emocional específico.

Al enseñar a niños con TEA, los cuidadores y los profesionales deben usar una estrategia de comunicación positiva. Los niños que tienen buenos conocimientos de idiomas pueden aprender a decir: "ayuda, por favor. "Otros pueden aprender a hacer una señal de" ayuda ".

A los niños no verbales se les puede enseñar a usar información visual para comunicar sus necesidades básicas. El aprendizaje debe ser muy específico y concreto para los niños con TEA. Un niño que aprende a pedir ayuda para hacer la cama, por lo general, no aplicará esa estrategia para obtener ayuda con cualquier otra cosa. Sin embargo, una vez que los padres encuentran una manera de enseñarle al niño a pedir ayuda en una situación, como usar la cama, pueden enseñarle al niño a pedir ayuda en otras situaciones.

En los libros históricos y a menudo obsoletos sobre el autismo, a menudo hay una imagen de niños que están fuera de control, corriendo sin rumbo y físicamente fuera de orden. La idea solía ser que los niños con TEA son autoabsorbidos, auto simuladores y no pueden relacionarse en absoluto con los demás. Esta no es la realidad. Muchos niños con TEA no mostraron comportamientos extremos y ni siquiera fueron diagnosticados. Se pensaba que eran difíciles de educar porque sus comportamientos no se trataban y nadie entendía sus desafíos. Ahora tenemos una nueva forma de pensar sobre la educación en TEA porque hemos visto las complejas diferencias en los niños con TEA y entendemos mejor los signos, síntomas y características del trastorno.

Pensar puede ser difícil para los niños con TEA u otras discapacidades de aprendizaje. Puede ser más difícil si solo se les anima a regurgitar hechos memorizados. Sin embargo, pueden aprender a pensar con un estilo de aprendizaje apropiado.

Al principio, es muy importante que el niño participe en un enfoque personalizado. Esto debe ser coordinado entre el hogar y la escuela. Los planes del hogar y la escuela deben ser parte del programa general, lo que significa que los maestros y los padres deben reunirse con cierta frecuencia para compartir información sobre lo que está sucediendo con el niño. Si una escuela decide no dejar que los padres observen o ayuden en el aula, o si los padres no comparten lo que está sucediendo en casa, la educación del niño puede correr el riesgo de tener una calidad sustancialmente inferior. También puede ser muy útil que los padres de niños con TEA se reúnan regularmente y hablen sobre las experiencias de sus herederos.

Algunos especialistas pueden ser muy importantes en el aprendizaje del niño, como los patólogos del habla, los terapeutas ocupacionales o los musicoterapeutas. Ya vemos cuán exigente puede ser padre de un niño con TEA, ya que el padre es responsable de organizar una relación con el sistema educativo con el que los padres de un niño neurotípico pueden no tener que lidiar. Luego, necesitarán un tratamiento terapéutico coordinado si es necesario.

Se ha demostrado que la musicoterapia es particularmente útil en un niño con el aprendizaje de TEA. La música tiene un aspecto temporal (tiempo) y también involucra el sentido auditivo, los sentidos táctiles y el sentido visual. La música es única porque combina todas estas direcciones de estimulación y las fusiona con contenido emocional. El contenido emocional puede provenir de muchos aspectos diferentes de la música; La interacción con el musicoterapeuta puede proporcionar una sensación de calidez y conexión. La canción puede ser sobre algo que le gusta al niño, como una comida o actividad. Un musicoterapeuta puede ayudar a integrar todas estas experiencias sensoriales en el aprendizaje y desarrollo positivo para el niño. Cantar puede ayudar con la planificación motora relacionada con el habla. El contacto visual se puede mejorar. Los problemas relacionados con la expresión emocional pueden aliviarse, ya que se le permite al niño una forma de tener experiencias catárticas.

Una vez que se dominan los fundamentos del aprendizaje, el enfoque de la educación cambia a promover el pensamiento creativo y lógico En lugar de enfocarse en un objetivo, como ponerse los zapatos, el niño necesitará pensar por qué nos ponemos los zapatos. Nuestro sistema de educación especial ha sido creado a través de un modelo de arriba hacia abajo en el que observamos lo que los niños mayores y neurotípicos pueden hacer y luego aplicamos esas metas a los niños más pequeños. Esto ha proporcionado algunos bloques en el desarrollo de nuestra educación especial. Se ha llegado a involucrar una gran cantidad de desarrollo superficial de habilidades.

Para avanzar en su aprendizaje, los niños deben poder pensar. Las habilidades de pensamiento precipitan la comprensión lectora, la historia, las matemáticas y los otros estudios con los que el niño será desafiado. Las habilidades de pensamiento también precipitan mejores comportamientos. Una vez que los niños puedan pensar por qué son las cosas y qué son, podrán descubrir por qué no deberían presionar a otros niños y por qué tienen que compartir.

Para promover el pensamiento creativo y lógico, un entorno educativo necesita dedicar tiempo a los esfuerzos de construcción de cimientos y luego crecer a partir de ahí.

El pensamiento creativo es un tema interesante. Se puede fomentar de muchas maneras. Las actividades que promueven el uso creativo de ideas incluyen juegos, teatro, arte y música, o actividades físicas. Una de las actividades más efectivas es el juego. Puede ser muy importante que el cuidador o maestro se coloque en el piso para interactuar con el niño. Si puede colocarse en el piso y jugar con el niño, reduciéndose a su novel, y esto le proporciona al niño un sentido de igualdad, y el cuidador parece menos una autoridad y más una figura confiada. El padre o cuidador debe involucrar al niño en un drama simulado, tratando de hacer el drama lo más complicado posible. Se debe alentar a los niños a pensar simbólicamente temprano en la vida. Las habilidades involucradas en el juego de simulación equivalen a una forma en que los niños conectan lo abstracto con lo concreto. Les permite dar sentido a su mundo, pensar en sí mismos y en los demás de diferentes maneras, y explorar posibilidades.

Los padres deben tratar de crear un ambiente acogedor para el juego simbólico y dejar que el niño explore y encuentre nuevas formas de actuar y aprender. Es importante que el niño pueda iniciar el juego en función de sus propios intereses y curiosidad. El área de juego puede tener juguetes y accesorios relacionados con la vida real. Trate de pensar en lo que le gusta al niño cuando elige juguetes. Los niños entienden fácilmente los juguetes que representan el mundo real con TEA, y puede ser útil usar los juguetes que le encantan. Representan los apegos más profundos del niño y son símbolos que pueden ayudar a decodificar lo que el niño siente. Pueden amar a los animales, camiones, trenes o ciertos alimentos. Lo importante es unirse con el niño en su interés y ayudar a expandir y profundizar las ideas a través de sus interacciones. Los juguetes pueden constituir una especie de lenguaje para los niños con TEA, y esto les permite aprender dentro del juego. Pueden jugar con juguetes antes de comenzar a hablar. Es posible que lo estén usando para mostrarle sus intereses y pensamientos antes de que puedan usar sus palabras.

Es apropiado alentar la representación en la forma en que el niño usa los juguetes. Algunas figuras o muñecas podrían representar a familiares o amigos. Es más probable que el niño pueda manejar esta naturaleza representativa con nombres de su propia familia antes de aceptar una figura con un nombre desconocido. El padre necesita involucrarse con el drama aquí y representar el personaje que trabaja con la obra del niño. Una forma divertida de hacer esto es dar un significado simbólico a los muebles u otros objetos que se encuentran en el entorno. Cuando el niño sube a la parte superior del sofá, un padre puede fingir que está escalando una montaña, y cuando baja por el tobogán, trátelo como si se estuviera deslizando hacia el océano.

En general, puede ser beneficioso expandir y elaborar las ideas de los niños para que tengan una idea de cómo expandir las ideas creativas. Las historias son una parte importante de la comunicación y la creatividad, y para crear una historia convincente, necesitamos elaborar y explorar. Puede introducir el razonamiento de esta manera, insertando razones prácticas para que los personajes de juego actúen de cierta manera. Puede ampliar la gama de temas y emociones explorando diferentes tipos de emociones, incluyendo enojo, tristeza, alegría, sorpresa, celos, rivalidad, poder, venganza, amistad, lealtad, justicia y moralidad.

El drama ayuda a ilustrar todas estas emociones y experiencias. Si es posible, un cuidador o padre puede proporcionar una reflexión sobre las ideas y sentimientos durante la historia y después de que termine la historia. Discutir los temas y sentimientos del niño y lograr que saquen el punto de la historia puede ayudarlos a desarrollar habilidades de abstracción y determinar lo correcto y lo incorrecto en la historia. El juego simbólico y la conversación reflexiva pueden convertirse en formas seguras de practicar, comprender y dominar la gama de experiencias emocionales. Están construyendo puentes entre ideas y pensamientos, abstractos y realidad.

Para ayudar a un niño con TEA a aprender, puede ser necesaria alguna estructura en la rutina diaria. Los niños con TEA tienen diferencias en la forma en que procesan la información. Se debe dedicar algún tiempo del día en habilidades de procesamiento de enderezado individual o en grupos pequeños. Esto incluye la planificación auditiva, visual-espacial, motora, secuenciación y modulación sensorial. Las actividades como los deportes de baile, el arte y el drama son excelentes cuando se integran en estos componentes fundamentales. Las metas deben establecerse para el aprendizaje del individuo determinando el nivel actual de la habilidad del niño y luego creando la meta para el siguiente nivel que el niño alcance.

Los incrementos de veinte minutos generalmente funcionan bastante bien como un marco de tiempo para la capacidad de atención disponible. Se pueden pasar veinte minutos en el piso jugando trabajando en artes del lenguaje, veinte minutos en procesamiento visual y veinte minutos en procesamiento regulatorio.

Otra parte del día debe dedicarse a trabajar en niveles más altos de pensamiento. Esto comienza introduciendo la creatividad y las situaciones de alto impacto en torno a situaciones que son comprensibles para el niño.

Otro tercio del día puede enfocarse en académicos basados en el pensamiento, con la esperanza de aplicar las habilidades de pensamiento de nivel superior al trabajo escolar que está orientado a las capacidades de pensamiento del niño.

Cuando se trata de planificar la educación y otros servicios para un niño con TEA, los padres pueden sentirse abrumados. Primero, la familia recibe un diagnóstico y un conjunto de recomendaciones de intervención. Luego, tienen que clasificar la fase de determinar qué servicios están disponibles y son prácticos para que puedan participar.

Hay muchas opiniones sobre el tratamiento exitoso y la educación para los trastornos del espectro autista que se pueden encontrar en línea, en libros o en conversaciones con otros padres. Los tipos de servicios que se ofrecen a los niños con TEA varían ampliamente en los Estados Unidos. Los padres que conocen lo que tienen disponible pueden tomar buenas decisiones sobre lo que necesita su hijo.

No existe un tipo único de programa educativo o terapéutico que funcione para todos los niños. Hay una gran variedad de dificultades experimentadas por personas con TEA, y las áreas de fortaleza son muy desiguales. Los patrones de aprendizaje son diferentes en cada niño. Esta variabilidad es uno de los aspectos más desafiantes de la educación para niños con TEA. Cada experiencia que el niño tiene con el padre es única. La individualización es crítica.

Al mismo tiempo, hay algunos conceptos e ideas generales que podemos extraer de los que se unen para crear estrategias que tienden a ayudar a la mayoría de los niños con ASD. Son estrategias flexibles que se pueden incorporar de diferentes maneras. Ninguna intervención o tratamiento resuelve la causa subyacente de ASD.

La educación debe comenzar temprano, tan pronto como se identifique que tienen autismo. Mientras más temprano comience la educación, más posible es evitar algunos de los desafíos que el niño experimentará. La identificación temprana es una gran ayuda para impulsar el desarrollo del niño. La programación debe ser individualizada para cada niño. Estos objetivos deben basarse en el nivel de desarrollo del niño y el patrón de habilidades y fortalezas, así como en el juicio de los padres sobre lo que es importante. Cada niño tendrá diferentes patrones de aprendizaje. Las metas y los objetivos deben revisarse y reevaluarse con frecuencia. Los grupos grandes de clases para niños con TEA rara vez son efectivos debido a las necesidades individuales únicas de cada niño. La enseñanza individualizada a menudo es necesaria. Una vez que se aprenden estas habilidades, se pueden practicar y mantener en entornos de grupos más grandes.

La enseñanza debería ayudar al niño a abordar su patrón de aprendizaje. Los padres y los maestros deben buscar aumentar los patrones que se prestan a un desarrollo saludable y ayudar al niño a notar y disminuir los patrones que lo conducen a comportamientos más negativos. Gran parte de la enseñanza temprana involucrará habilidades sociales y de comunicación. Estas son las áreas de mayor problema para los niños con TEA y deben identificarse para cada niño en función de sus necesidades y fortalezas. Esto puede reforzarse respondiendo a las expresiones faciales y gestos no verbales imitando a otros, el uso del lenguaje y el juego.

Un modelo educativo destacado para niños con TEA es el Análisis de comportamiento aplicado. Esto implica sesiones de capacitación, en las cuales un cuidador o terapeuta le pide a un niño con ASD que haga o diga ciertas cosas y refuerza la respuesta que se acerca a la solicitud. Hay un desafío separado con cada solicitud, y se convierte en una oportunidad separada para aprender. A medida que el niño es recompensado por las respuestas apropiadas, comienza a aprender a interactuar de esta manera y se fortalece en la comunicación. Esto se puede utilizar para enseñar habilidades en todos los ámbitos de la vida, incluidas las actividades diarias de autocuidado, interacción social y comprensión emocional. Cada cosa que se enseña, por complicada que sea, se divide en objetivos más pequeños.

Este es el proceso de hacer que el niño esté disponible para tener éxito. La configuración del comportamiento da como resultado una modificación hacia un comportamiento más positivo. Hay algunos defensores firmes del enfoque ABA que recomiendan 40 horas por semana de entrenamiento con el niño, durante varios años. Esto puede no ser alcanzable o práctico para la mayoría de las familias, pero aun así, la enseñanza consistente, estructurada, intensiva, repetitiva y enfocada tiende a ser efectiva para desarrollar habilidades en niños con TEA.

El programa ABA está diseñado para implementarse en un salón de clases con otros niños con TEA o en el hogar del niño, donde la enseñanza individual no se interrumpe.

Capítulo 8: Gestión de la salud mental

Sin lugar a dudas, viviendo en la sociedad basada en normas que hacemos, un niño enfrentará luchas emocionales de vez en cuando. Pueden estar basados en frustraciones en el funcionamiento o en relación con otras personas, pueden provenir del aislamiento social o el niño puede estar sintiendo estrés diario como todos nosotros de vez en cuando. Podemos ayudar a los niños con TEA a aumentar su conciencia de los sentimientos y aprender a lidiar con ellos. Los sentimientos fuertes serán más difíciles de manejar, pero todo se puede manejar de una manera útil. Primero, el niño debe poder etiquetar e identificar sus sentimientos. Esto les permitirá discutir sus emociones y sentimientos. También deben aprender a usarlos como una herramienta en la interacción social. Algunos niños tendrán problemas para expresar sus sentimientos y encontrarán dificultades en las señales medidas que involucran esos sentimientos. A menudo, los niños los expresarán como eventos catastróficos y abrumadores.

Los comportamientos obsesivos pueden entrar aquí como morder, golpear o absorberse a sí mismo. Una vez que el niño puede modificar su respuesta para que sea menos extrema, puede expresar sus sentimientos de una manera útil. Una vez que el niño domina esta etapa, puede pasar a la siguiente, que consiste en aplicar palabras, símbolos y simular secuencia al sentimiento durante el juego. Las muñecas pueden golpearse o abrazarse; la muñeca mami puede hacerle preguntas a la muñeca. El niño verá cómo funcionan estas interacciones guiadas por adultos y aprenderá nuevas formas de expresar y enfrentar el sentimiento.

Los adultos deben tratar de sentirse libres para representar sentimientos, incluso sentimientos como ira o agresión, en el tiempo de juego, para poder modelar y expresar adecuadamente la ira. Si no ayuda al niño a usar la imaginación para expresar el sentimiento, no tiene salida para expresar. Esto resultará en tensión, ansiedad y compulsividad.

La ansiedad a veces puede convertirse en un problema para los niños con TEA, particularmente aquellos que son más sensibles a la estimulación sensorial. Se vuelven ansiosos y temerosos y siempre están pensando en las peores cosas que pueden pasar. Se sobrecargan fácilmente por su conocimiento ganado y son muy reactivos a sus propias emociones. Para comenzar a ayudar a los niños con este patrón de lucha mental, los padres y cuidadores deben ayudar al niño a aprender a relajarse. Los ejercicios de respiración pueden ser muy útiles para esto. Calmarse y relajarse es importante para que el niño aprenda a relajarse y pueda calmarse.

Cuanto más ansioso y asustado esté el niño, más reconfortantes serán los padres y el medio ambiente. Si el niño es verbal, solicite su opinión. Pregunte acerca de los planes para mañana, o las formas en que pueden hacer que el día sea más agradable. Pensar en los planes para mañana puede ser una técnica muy útil para hacer que los niños piensen en el panorama general. Los niños que se preocupan fácilmente a menudo se sienten menos cómodos expresando sentimientos de ira. Tienen miedo de la ira. Puede ayudarlos a sentirse más cómodos con estos sentimientos al hablar sobre situaciones que los molestan o los desafían. Si tienen problemas en la escuela y el niño cree que la enseñanza fue injusta, debe preguntar qué siente el niño y cómo organizarían el aula si tuvieran la opción.

El miedo a la ira no es la única aversión a expresar los sentimientos que tienen los niños con TEA. También pueden tener miedo de sus sentimientos, como la tristeza, porque sus sentimientos los abruman y luego sienten vergüenza al sentirse fuera de control. En esta situación, los padres y cuidadores tienen la oportunidad de hacer que el niño se sienta aceptado por sus sentimientos. El padre debe permanecer comprometido, calmado y con una actitud de aceptación. El niño aprenderá a bajar un poco más sus defensas.

Luego, se puede alentar al niño a entrar en más detalles sobre sus sentimientos, a través de la conversación o el juego. Si el niño dice: "No quiero llorar", puede preguntar "¿En serio? ¿Qué se siente? "Es difícil dejar de llorar cuando tu cuerpo quiere llorar". Esto muestra empatía con la capacidad del niño para contener el sentimiento y ayudarlo a describir el conflicto.

Cuando un niño trata con este nivel de desarrollo, necesita sentirse cómodo con la asertividad. Muchos niños que dicen que no quieren llorar no se han sentido cómodos con este lado de ellos, lo que implica expresarse y enfrentar la agresión y la ira. El niño debe aprender a participar en acciones constructivas, obtener ideas y afirmarlas.

El rango emocional y el equilibrio son dos habilidades que un niño debe desarrollar para un funcionamiento saludable. No siempre son fáciles de lograr juntos. Cuando se dice que los adultos son saludables, usualmente tratamos a personas que pueden mostrar una amplia gama de emociones y pueden regularlas y volver al equilibrio si se enojan. Se supone que están "equilibrados". Los padres y cuidadores pueden apoyar el rango emocional y el equilibrio en niños con TEA.

Una de las partes más importantes del tratamiento de la salud mental, especialmente con esta población, es la aceptación. No asumas que las emociones positivas son buenas y otras emociones son malas; esto hará que la expresión del niño sea muy restringida. Necesitamos esforzarnos por aceptar todas las emociones por igual. Un niño pequeño puede estar experimentando con asertividad; disfrute de esa interacción asertiva y trabaje con el niño. Si apuntan a un juguete en el estante y tratan de levantarse y recogerlo, no les digas que no. Por el contrario, puede preguntarle "¿en qué puedo ayudarte?" Al interactuar con el niño de esta manera, le alienta a que le comunique que quiere que le agarren. De esta manera, ella aprende que la asertividad puede convertirse en un esfuerzo seguro y colaborativo, en lugar de una rebelión. Acepta la emoción y luego únete a ella.

Lo siguiente es proporcionar estructura y orientación para que el niño no se sienta abrumado por la experiencia de la emoción. Participar en la emoción no debe sobreestimular o asustar al niño cuando el adulto está involucrado. Debe regularse con límites razonables. Si ayuda al niño a alcanzar el juguete de manera segura, podrá hacer algo que esté más allá de su límite, pero lograrlo de manera segura.

Capítulo 9: Herramientas visuales

La investigación ha demostrado que las herramientas y apoyos visuales son excelentes para aprender en el desarrollo temprano para niños con TEA. Un soporte visual se refiere a una imagen u otra herramienta visual que ayuda a la comunicación con el niño. Esto ayuda a compensar el déficit en el lenguaje para que el niño pueda mirar una fotografía, un dibujo u un objeto, obtener un significado de ellos y usarlos para comunicarse. Estas herramientas visuales ayudan al niño a comunicarse con sus padres y también con otros miembros de su familia o comunidad. Los soportes visuales se usan con niños con TEA, pero también se pueden usar en la vida de personas con TEA de todas las edades. Las herramientas visuales pueden ser utilizadas por maestros, médicos, cuidadores y terapeutas.

Las herramientas visuales son importantes porque algunos de los principales desafíos asociados con el autismo y el trastorno del espectro autista implican la interacción y el uso del lenguaje. Los niños con TEA podrían no entender las señales sociales cuando interactúan con otros.

Es posible que no tengan una buena idea de cómo iniciar una conversación o cómo actuar cuando otros se acercan a ellos. Pueden que estén perdidos de cuándo usar sus habilidades sociales. Estos problemas con las habilidades sociales también pueden dificultar que los niños con TEA sigan las instrucciones habladas. Las imágenes pueden ayudar al niño a expresar lo que quiere y puede ayudar a los médicos a expresar lo que quiere del niño. Una mejor comunicación disminuye la frustración y puede ayudar a disminuir los comportamientos obsesivos. Las herramientas visuales son formas apropiadas y positivas de comunicarse.

Las herramientas visuales pueden ayudar a los niños a comprender qué esperar y qué sucederá después, reduciendo su ansiedad. Las herramientas visuales pueden ayudarlos a prestar atención a los detalles importantes y ayudarlos a hacer frente al cambio.

Un ejemplo de una herramienta visual es el "Tablero Primero-Luego". Esta es una visualización de algo que es gratificante, lo que sucederá después de completar una tarea. El "Tablero Primero-Luego" mostrará una imagen del comportamiento deseado. Esto podría ser algo así como "almorzar" o "lavarse el cabello". Luego, la pizarra mostrará una imagen de la recompensa, que puede ser desde el tiempo de juego hasta el postre. Esto ayuda al niño a seguir instrucciones y aprender nuevas habilidades. Esto ayuda con las motivaciones para hacer actividades que no les gustan y deja en claro cuándo pueden hacer cosas divertidas. También ayuda con el lenguaje, incorporando el procesamiento visual-lógico en el día.

Otro ejemplo de una herramienta visual sería un horario visual. Un horario visual es una representación de lo que sucederá en un día en particular. El horario puede incluir desayuno, escuela, terapia, tiempo libre o cualquier cantidad de actividades. Es útil para disminuir la ansiedad en los niños y disminuir la rigidez. Otra área con la que ayuda el horario visual es la secuenciación. A medida que el niño aprende los conceptos básicos de la secuenciación, puede alentarlo a pensar en niveles más altos de secuenciación compleja con el tiempo.

Las herramientas visuales son parte de una categoría de aprendizaje que implica la estimulación sensorial. Otras partes de esta categoría incluyen música, arte y ejercicio. La música puede ser una excelente manera de comunicar información, al igual que las herramientas visuales. La música puede funcionar de manera que el niño tenga el poder de expresar sus sentimientos. También puede ayudar a reforzar la interacción adecuada con los demás.

Cuando un niño aprende a aplaudir junto con un pulso con otros niños y adultos, está aprendiendo a ser cohesivo en un grupo y a representar su papel en apoyo de los demás. Otra área sensorial que puede ser excelente para trabajar con arte y música es el sentido táctil. Los niños pueden usar las habilidades motoras en actividades como agarrar un mazo de tambor o pintar. Pintar con los dedos puede combinar el razonamiento visual-lógico y la sensación táctil. Los instrumentos musicales como la batería y los teclados lo hacen bien. El contenido emocional en el arte o la música puede ayudar al niño a conectar ideas. Si aprenden a pintar lo que parece feliz, o jugar lo que suena feliz, se acercan a la capacidad de identificar emociones, lo cual es una habilidad muy importante. Esto ayudará con la regulación emocional y la relación con los demás.

Capítulo 10: Tiempo de juego y ejercicio físico

Como mencionamos anteriormente, el tiempo de juego es muy importante para los niños que aprenden a construir puentes entre conceptos, sentimientos, lenguaje e ideas. El juego puede ayudar a los niños a conectar lo abstracto con la realidad. Esto puede manifestarse como una nueva comprensión de la emoción después de representar una escena emocional, o una mayor idea de por qué es importante llegar a tiempo.

La base de este esfuerzo es la confianza. El padre o la persona que trabaje con el niño debe proporcionar una relación protectora, estable y de apoyo. Esta base incluye la sensación del niño de que está físicamente seguro y de que puede tener una sensación de seguridad. Algunas familias son bastante naturales al proporcionar esto; otros requieren mucho apoyo o terapia para aprender cómo hacer esto. La pobreza y otras circunstancias fuera del control de la familia pueden llevar a la ausencia de las condiciones necesarias para construir una relación segura.

Los psiquiatras, psicólogos y trabajadores sociales pueden ayudar a las familias que no tienen un entorno seguro a establecer uno. Este entorno seguro, si se establece, puede conducir a una relación constante. Cada niño requiere una relación perseverante y continua para desarrollarse cognitivamente y crecer de manera saludable. Los niños con TEA a menudo tienen dificultades para relacionarse y requerirán un cuidado cálido y constante. A veces es difícil para los cuidadores mantener las relaciones íntimas. Los padres pueden tener problemas para percibir con precisión las intenciones de sus hijos.

Es necesario comprender el comportamiento problemático para ayudar a los cuidadores a superar las percepciones erróneas y avanzar en las mejores formas de relacionarse con los padres. Un ejemplo es el tacto. Los niños pueden ser muy sensibles al tacto desde el principio, y pueden rechazar el intento de los padres de tocarlos. Esto puede ser difícil de tomar para un padre. Puede ser importante evitar un toque ligero al principio y usar una presión profunda para que se sientan más cómodos. Esto puede ser algo poco intuitivo, ya que los padres podrían no entender la sutileza de por qué esto funciona.

En el entorno seguro que se ha establecido, un padre puede trabajar para participar en el juego con el niño para ayudarlo a aumentar sus interacciones sociales y de aprendizaje. Muchas veces, la forma más efectiva de establecer comunicación es colocarse en el piso con el niño. El tiempo que pasa en el piso le permite al niño tomar la iniciativa y diseñar interacciones que se ajusten a sus necesidades únicas. Hay seis habilidades fundamentales que se fomentan cuando un padre se involucra en el juego con el niño: atención, relación, comunicación, resolución de problemas, creatividad y artimañas lógicas. Puede comenzar en la parte inferior de la escalera y seguir trabajando hasta que el niño aprenda a usar ideas lógicamente. Esto se hace con reelección y con creatividad.

Una vez que un niño comienza a sentirse cómodo al interactuar con una persona y establece una comunicación bidireccional con un adulto, los padres pueden probar el horario de juego en grupo con sus compañeros. El niño también debe aprender a comunicarse con sus compañeros. Este proceso es útil si los grupos de pares se inician temprano en la vida. Si el niño espera hasta que sea mayor para unirse a grupos, puede ser más difícil aprender y relacionarse espontáneamente. El objetivo aquí es ayudar a los niños a estar cerca de otros y existir en su presencia, comunicarse y simplemente estar con otros en general. El juego entre compañeros es muy importante cuando los niños comienzan a usar ideas intencionalmente y con voluntad. Tendrán que ver qué sucede cuando usan sus nuevas habilidades no solo con las personas a las que están acostumbrados, sino también con otros niños que están en el mismo nivel de desarrollo o en un nivel superior. No necesitan tener la misma edad;

los niños de diferentes edades se encuentran en diversas etapas de desarrollo, y un niño de cuatro años puede disfrutar de la compañía de un niño de tres años.

Las interacciones de resolución de problemas son grandes en el juego; pueden involucrar al niño en todo tipo de formas, incluidas las motoras, sensoriales y visuales-espaciales. Estas interacciones, si se ejecutan bien, pueden involucrar al niño con las emociones, pero también mejoran el habla, las habilidades de procesamiento y las habilidades del lenguaje. El adulto toma la iniciativa, guiando al niño a través del problema y cómo resolverlo. Se convierten en un modelo de comportamiento para el niño. A veces un niño querrá investigar un objeto o juguete, en lugar de solo jugar con él. Pueden tratar de sentir todo el oso de peluche para explorar su forma o mirar específicamente ciertas partes de un juguete. Los padres y cuidadores pueden ayudar a los niños en esta etapa al ayudarlos a explorar. Otras veces, los niños participarán en juegos de causa y efecto. Aquí es cuando aprenden que si llevan a cabo una determinada acción, obtendrán un cierto resultado. Esto puede ayudar a aumentar el sentido de orientación y expectativas de la realidad de los niños. Otra categoría de juego es el juego "funcional". Esto es cuando el niño usa los juguetes de la manera esperada para la cual fueron diseñados.

Entonces, ¿por qué usar el juego para tratar de lograr todos estos objetivos aparentemente complicados? La respuesta es que funciona. Jugar es la forma en que los niños se relacionan con el mundo. Esto lo convierte en un excelente entorno para aprender y desarrollarse. El juego puede ser altamente individualizado para cada niño. Un niño usará un juguete de una manera completamente diferente que otro, y tendrán diferentes razones para que le guste. Es en estas diferencias que podemos aprender sobre el niño.

El juego constructivo es un cierto tipo de juego, en el que los niños construyen cosas o crean cosas. Puede implicar trabajar hacia un solo producto, por ejemplo, completar un rompecabezas o hacer un dibujo. Esta puede ser un área de dificultad para los niños con TEA y los adultos deberían tratar de ayudarlos. Puede fomentar el juego constructivo mostrándole a su hijo qué hacer con los bloques de construcción.

El juego físico es un juego "rudo". Incluye correr y otros ejercicios de cuerpo completo. El juego físico implica mucha sensación física, que puede involucrar al niño pero también puede estimularlo en exceso. El juego físico es excelente para desarrollar habilidades motoras gruesas. También les da a los niños la oportunidad de sentir su entorno.

El juego de simulación es donde los niños fingen representar una "escena" y usan su imaginación. Los tipos de juegos de simulación pueden incluir fingir alimentar a una muñeca, vestirse como un personaje de película, fingir conducir un automóvil o fingir que el piso es lava. Esto generalmente ocurre más adelante en el desarrollo de un niño, alrededor de dos años después. Se considera una forma sofisticada de juego, ya que involucra la creatividad y las habilidades cognitivas más que otras formas de juego. Puede ser muy útil para desarrollar habilidades lingüísticas y habilidades sociales. Este tipo de juego puede retrasarse en el desarrollo de los niños con TEA, pero muchos lo desarrollan. Hay muchas actividades diarias que pueden ser ayudadas con juegos de simulación. Una vez que un niño realiza acciones simuladas, un padre o cuidador puede proporcionar una estructura más específica para la acción y aumentar los comportamientos deseables. El juego de roles es una gran parte del juego de simulación. Los padres y cuidadores deben fomentar el juego de roles en niños con TEA.

Podrías contarles una historia y hacer que la representen. Al introducir temas relevantes y saludables en la historia, el niño aprenderá los valores y la resolución de problemas que conlleva la historia.

Los padres y cuidadores deben esforzarse por proporcionar entornos donde los niños puedan tener juegos sociales para desarrollar sus habilidades sociales. Esta habilidad muy importante, la capacidad de jugar con otros, puede ayudar a aliviar el estrés social y aumentar las habilidades sociales. Primero, observe en qué etapa del juego social se encuentra el niño y brinde oportunidades apropiadas y seguras para llegar a la siguiente etapa.

La primera etapa es jugar solo. Esto es cuando el niño juega solo e independientemente. No prestan mucha atención a los otros niños y no tratan de involucrarlos en su juego. La siguiente etapa es el juego paralelo. Aquí es donde los niños comienzan a jugar junto a otros niños. Pueden compartir algunos juguetes o interactuar, pero en un nivel básico, se conectan estando "al lado". Identificar lo que le gusta al niño y ayudarlo a jugar con otros niños que disfrutan de los mismos juguetes puede ayudar en esta etapa. La siguiente etapa es el juego asociativo. Aquí es donde los niños juegan y comparten con otros. Están dando y recibiendo, aprendiendo a compartir y satisfacer sus necesidades. Esto generalmente comienza alrededor de los tres años. Luego viene el juego cooperativo. Esto es cuando el niño juega con otros y coopera con las reglas o incluso inventa las reglas.

El juego cooperativo puede volverse muy complicado e implica habilidades de comunicación. A veces, las reglas sociales que están involucradas en este tipo de juego son difíciles para los niños con TEA. Una vez que el niño ha aprendido a desarrollarse a través de estas etapas, puede ayudarlo a cultivar relaciones con los demás. Los juegos simples son una buena manera de construir interacción social en el juego. Las habilidades para tomar turnos y las habilidades de atención se desarrollan al participar en juegos y jugar con otros.

Las habilidades de juego se pueden transferir a habilidades para la vida. Tomar turnos de manera apropiada debe ser recompensado en el juego. Este es un ejemplo de una habilidad de juego que es muy útil en la vida cotidiana.

Experiencias como saltar en un trampolín, correr o lanzar una pelota, pueden ser muy beneficiosas para las habilidades motoras, sensoriales y espaciales. Las actividades físicas que generan aún más creatividad incluyen cursos de obstáculos y juegos como la búsqueda del tesoro.

El ejercicio puede ser una forma fantástica de aumentar el comportamiento positivo en niños con TEA. Los estudios de investigación han demostrado que un aumento en el ejercicio puede conducir a mejoras en los niños con TEA en varias áreas. Entre ellos está la regulación del comportamiento, donde un niño aprende a través del deporte o la actividad física para regular su comportamiento y mantenerlo de acuerdo con las reglas y límites del juego. Otro es la preparación escolar.

El ejercicio y los deportes pueden ayudar a un niño en esta área al prepararlo para la participación activa del grupo y completar las tareas. La participación académica se puede aumentar incrementando la capacidad de atención y las habilidades cognitivas. Las habilidades motoras, por supuesto, también aumentan, a medida que el niño aprende a usar su cuerpo para las tareas involucradas en el ejercicio. Muchos niños con TEA tienen patrones no típicos de actividad física o patrones dietéticos no típicos, por lo que el ejercicio puede ayudar a mantener un cuerpo sano si es constante y suave. Tener sobrepeso o tener otros problemas debido a la inactividad puede llevar a los niños con TEA a problemas emocionales, depresión, ansiedad o problemas gastrointestinales. Los niños con TEA también tienen una densidad ósea más baja que sus pares, por lo que el ejercicio puede ayudar a fortalecer sus sistemas y hacer que los resultados negativos sean más evitables.

La cantidad de ejercicio que necesita un niño con TEA no es excesiva; a veces, una actividad vigorosa durante solo un minuto, ya sea saltar, hacer flexiones o correr en el lugar, puede ayudar a reducir los comportamientos disruptivos y fuera de la tarea.

La mejor manera de distribuir actividades de ejercicio puede ser darles a los estudiantes pequeños descansos durante el día. Esto puede ayudar a corregir la respuesta y el comportamiento en la tarea en niños con TEA. El ejercicio vigoroso tendrá más impacto que la actividad menos extenuante, pero esto debe atenuarse asegurándose de que el niño no se sienta demasiado estresado o que se le requiera hacer más de lo que puede manejar.

A medida que el niño crezca y tenga más oportunidades de participar en deportes grupales, se verá obligado a navegar las dificultades de cómo sus habilidades sociales impactan su capacidad de ser parte del equipo. Algunos estudiantes se encontrarán inhibidos cuando intenten formar parte del grupo. Sin embargo, si hay un interés en el niño por un deporte o actividad en particular, debe alentarse y, a menudo, un programa inclusivo podrá involucrar al niño para que pueda desarrollar su estado físico, habilidades sociales y conexiones. Este tipo de conexiones que suceden en la interacción deportiva puede tener beneficios muy positivos para toda la vida. A veces, la pista y el cross-country pueden ser una buena opción para los adolescentes con TEA.

Las artes marciales, la danza u otros programas ecuestres son excelentes opciones. Puede ser útil cuando un niño va a participar en rutinas de ejercicio para crear un calendario semanal con un espacio de tiempo incorporado para el ejercicio. Puede aumentar la cantidad con el tiempo y anotar las actividades que pueden necesitar transporte, ropa especial o equipo. Esta logística a veces es difícil cuando los niños tienen problemas con las actividades de la vida diaria. Puedes usar una aplicación u otro recordatorio para avisarte a ti mismo o al niño cuando esté cerca el momento de hacer ejercicio.

También puede usar la tecnología para realizar un seguimiento de los logros y el progreso. Un sistema de recompensa positiva puede ser una excelente manera de asegurarse de que el niño vea una razón para hacer ejercicio en las etapas iniciales de la rutina de ejercicios. Después de un tiempo, si un niño mantiene con éxito una rutina de ejercicios, las endorfinas y, naturalmente, sentirse bien se convertirán en la recompensa.

Capítulo 11: Relacionarse con la familia, hermanos y otros

Todas las familias experimentarán diferentes dinámicas cuando reciban un diagnóstico de TEA en un niño. La familia deberá adaptarse para satisfacer las necesidades imprevistas del niño y reconfigurar el sistema de apoyo de la familia. A menudo, las madres son las que asumen una gran parte del cuidado del niño. Como resultado de esto, los padres a veces asumen una mayor responsabilidad por los requisitos financieros de la familia. Estas son decisiones que se tomaron para dividir la carga de trabajo familiar. Idealmente, las familias podrían tener en cuenta las necesidades y habilidades de todos, pero desafortunadamente, no siempre termina así. A menudo, la decisión sobre los roles en la familia se toma por razones prácticas, en respuesta a demandas inmediatas.

Los dos socios en los roles de cuidador pueden volverse incómodamente separados, lo que hace que se sientan sin apoyo del otro. El agotamiento puede seguir si uno de los padres es responsable de la mayoría de los cuidados e intervenciones para el niño. Los padres que son responsables de la posición financiera de la familia también pueden asumir un gran estrés adicional. Los padres deberán evaluar sus roles lo mejor que puedan y asegurarse de evitar el agotamiento.

Criar a un niño con TEA puede ser un desafío, y requiere algunos ajustes y sacrificios por parte de todos los miembros de la familia. Surgen algunas crisis y la familia debe superarlas. Los padres pueden sentirse abrumados a veces. Cada miembro de la familia tendrá su propia forma de lidiar con el estrés. Algunas personas necesitan expresar sus emociones más fácilmente que otras. Algunas personas sienten que los problemas relacionados con el cuidado de un niño con TEA son privados y deben mantenerse de esa manera.

Otros buscarán aportes y apoyo de familiares y amigos. El yoga, la meditación, el masaje y otras formas de autocuidado pueden aliviar el estrés.

Cada rol en la familia tendrá una relación diferente con el niño con TEA. Quien sea el cuidador principal del niño tendrá cierto tipo de relación. El padre que se ve menos será retenido en un aspecto ligeramente diferente. Los miembros extendidos de la familia, dependiendo de su proximidad y tipo de rol en la familia, pueden ser excelentes modelos a seguir y partidarios para los niños con TEA.

La relación entre hermanos puede ser el vínculo familiar más duradero para cualquier persona. Sin embargo, existe una gran variabilidad en la forma en que los hermanos se llevan bien entre sí.

A veces los hermanos estarán cerca cuando sean niños y sus relaciones se reducirán cuando sean adultos. Algunos otros nunca tendrán cercanía hasta la edad adulta. En cualquier caso, los hermanos pueden ser una gran fuente de felicidad y conexión. Los hermanos tienen intereses, personalidades y valores muy diversos. Los padres con un niño con TEA no pueden asumir que sucederá algo en las relaciones entre hermanos. Está en gran medida fuera de su control. Sin embargo, pueden establecer un ambiente familiar que genere respeto y cuidado, y un ambiente como este les enseña a los niños sobre las relaciones en general y las responsabilidades familiares.

Los padres deben trabajar para no descuidar las necesidades de sus hijos sin TEA cuando aparezca el que tiene. Pueden ayudar a todos sus hijos a comprender el TEA para que puedan tener un contexto para la personalidad y el comportamiento de sus hermanos. Es posible que a los niños pequeños se les deba explicar ASD para que coincida con su nivel de comprensión. Los preescolares pueden aceptar una explicación como "Mike no disfruta cuando hay mucho ruido. Lo hace sentir mal". A medida que los niños crecen, comienzan a ver las diferencias en sus propias respuestas a las del niño con TEA.

Esto podría requerir más explicaciones. A medida que crecen en el nivel en el que pueden comprender más sobre ASD, se les puede animar a leer sobre ASD de una fuente responsable. Luego, los padres pueden discutir con sus hijos lo que aprendieron. En cada etapa, los padres deberán tomar la iniciativa para plantear el tema. Es un tema complejo, y a veces los niños tienen problemas para pensar en las preguntas correctas para hacer. Pueden sentir que el tema está fuera de los límites. Los hermanos también pueden sentir que no pueden expresar sus emociones hacia el niño con TEA. Los padres que son abiertos con sus hijos encontrarán que la apertura puede traer una sensación de satisfacción y comprensión.

Los miembros de la familia extendida también pueden experimentar un cambio en la dinámica familiar. El término ASD puede ser muy confuso para los abuelos, por ejemplo. Si el niño generalmente funciona bien, los miembros mayores de la familia pueden ser escépticos sobre la decisión de la familia de buscar un diagnóstico. La mayoría de los padres jóvenes en nuestra corriente están más sintonizados con las realidades del aprendizaje, el desarrollo y los trastornos intelectuales. La inclusión para personas con discapacidad es bastante común en algunas comunidades ahora.

La discapacidad se estigmatiza menos que nunca en algunos lugares. En otras culturas y áreas, todavía se ve como una marca de vergüenza. Si los memes familiares más antiguos se criaron en un entorno que avergonzaba la discapacidad, podrían haber internalizado ese mensaje desde el principio. Alguna educación será necesaria para las personas que tienen este punto de vista. Los padres deberán decidir cuánta educación recae en su responsabilidad y dónde establecer límites entre explicar y dejarlo solo. Cuando explique sobre el TEA a miembros de la familia que muestran ignorancia del tema, trate de explicar amablemente por qué el trastorno está fuera del control de la familia, parte de la composición única del niño como persona, y explique cortésmente que acepta y ama al niño por quien son.

Los amigos cercanos son una gran parte de la vida humana y son importantes para la autoestima y los medios de expresión seguros. Se puede confiar en los amigos para que no compartan secretos. Hacer amigos será un viaje para un niño con TEA; A medida que avanzan a través de varios niveles de desarrollo, se encontrarán con otros que comparten características similares. A medida que comparten más y más experiencias con otros niños, los padres deben buscar ayudar con sus amistades. Los padres mismos a menudo se encuentran sin amistades.

Conclusión

Gracias por llegar hasta el final de Autismo - Guía para padres sobre el trastorno del espectro autista, esperemos que sea informativo y capaz de proporcionarle todas las herramientas que necesita para lograr sus objetivos, sean las que sean.

En este libro, hemos analizado la comprensión contemporánea del trastorno del espectro autista y sus características. Esta comprensión nos permite ver un camino para saber cómo podemos comprender la interacción, las experiencias sensoriales y los patrones de pensamiento de un niño. Puede parecer difícil clasificar toda la información disponible sobre este tema, y hay muchas otras fuentes que tienen mucha buena información sobre el trastorno del espectro autista. Este libro puede proporcionar una base para pensar sobre el trastorno y comprender los desafíos y las formas de enfrentar los problemas al criar a un niño con TEA. Ahora deberíamos estar lejos de la antigua concepción del TEA, que comparaba a los niños con maníacos fuera de control con los que no se podía enseñar ni interactuar. ASD ahora se ha convertido en un fenómeno entendido a nivel nacional.

Las familias pueden tener una vida plena, alegre y excelente con sus hijos con TEA. La perspectiva de la familia es realmente importante. Si la familia vive con el trastorno en la oscuridad y nunca lo procesa dentro de la familia, encontrarán más problemas en las relaciones familiares. Si encuentran una manera de celebrar la singularidad de su hijo e incorporarlo a la comunidad familiar con éxito, descubrirán que sus vidas mejoran inmensamente. Los niños con TEA son totalmente capaces de construir relaciones y ser excelentes amigos, niños y estudiantes.

Los padres probablemente enfrentarán desafíos en su viaje para criar a un niño con TEA. Sin embargo, deberían trabajar para ver la belleza y la singularidad del espíritu de sus hijos. Las primeras etapas de la crianza de un niño con TEA vienen junto con una respuesta a las necesidades inmediatas.

Encontrar escuelas, encontrar formas para que el niño se adapte a los problemas del momento se convierte en el modo principal. Se necesita mucha planificación y mucha colaboración. Los padres pueden querer examinar su capacidad de colaborar con otros y tratar de maximizar su capacidad en esta área. A medida que la vida continúa, se asentará en la rutina y el ritmo. Los padres indudablemente cometerán errores; Lo importante es que se esfuerzan por comprender a su hijo para que puedan adaptarse junto con el niño y ayudarlos a alcanzar el nivel más alto. De hecho, el viaje de un padre en este camino a menudo conducirá a un proceso de desarrollo que ellos mismos deben intentar. Sin embargo, estos desafíos, en última instancia, sirven para enriquecer la vida de los padres, ya que aprenden una humanidad y una conexión más profunda de lo que podrían haber creído posible. Hay una magia especial cuando se puede establecer una conexión con un niño con TEA.

Una vez que haya leído este libro, el siguiente paso es mirar algunas otras fuentes y compararlas con las observaciones del niño. Toda la información que los padres toman en las primeras etapas cruciales de criar a un niño con TEA puede ayudar a los padres a adaptarse, ser útiles y conocer los problemas que surjan.

Made in United States
Troutdale, OR
12/26/2024

27256939R00040